BEI GRIN MACHT SICH IHR WISSEN BEZAHLT

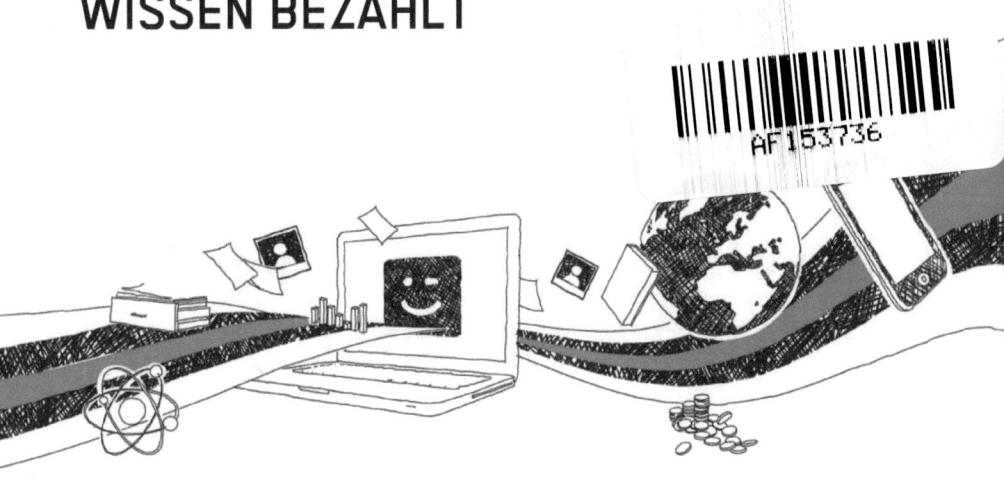

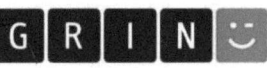

Ernährungsverhalten und Bewegungsmangel während der Corona-Pandemie. Auswirkungen auf physische Gesundheit und Wohlbefinden

Evelyn Rupp

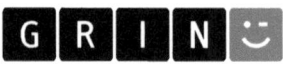

Bibliografische Information der Deutschen Nationalbibliothek:

Die Deutsche Nationalbibliothek verzeichnet diese Publikation in der
Deutschen Nationalbibliografie; detaillierte bibliografische Daten sind
im Internet über http://dnb.d-nb.de abrufbar.

ISBN: 9783346736857
Dieses Buch ist auch als E-Book erhältlich.

© GRIN Publishing GmbH
Nymphenburger Straße 86
80636 München

Druck und Bindung: Books on Demand GmbH, Norderstedt Germany
Gedruckt auf säurefreiem Papier aus verantwortungsvollen Quellen

Das vorliegende Werk wurde sorgfältig erarbeitet. Dennoch
übernehmen Autoren und Verlag für die Richtigkeit von Angaben,
Hinweisen, Links und Ratschlägen sowie eventuelle Druckfehler keine
Haftung.

Das Buch bei GRIN: https://www.grin.com/document/1281231

Private Fachhochschule Nordhessen

Studiengang Medizinalfachberufe. (B.A.)

Facharbeit Modul Gesundheitspolitik; 4. Fachsemester
BMF 04/21 TZ V01

Ernährungsverhalten und Bewegungsmangel während der Corona-Pandemie

AUSWIRKUNGEN AUF DAS KÖRPERGEWICHT, DIE PHYSISCHE GESUNDHEIT UND DAS PHYSISCHE WOHLBEFINDEN

vorgelegt von: Evelyn Rupp
                   Studienzentrum Mannheim

Bearbeitungszeit: 14.05.2022 bis 09.07.2022
Abgabe am: 26.06.2022

Inhaltsverzeichnis

Abbildungsverzeichnis

Abkürzungsverzeichnis

BMI	Body-Mass-Index
bzw.	beziehungsweise
EKFZ	Else Kröner Fresenius Zentrum
etc.	und die übrigen/anderen Dinge
f.	folgende Seite
ff.	folgende Seiten
Kita	Kindertagesstätte
KKH	Kaufmännische Krankenkasse
OECD	Organisation für wirtschaftliche Zusammenarbeit und Entwicklung
ÖPNV	Öffentlicher Personennahverkehr
RKI	Robert-Koch-Institut
S.	Seite
sog.	sogenannt(e/n)
TUM	Technische Universität München
vgl.	vergleiche
WHO	Weltgesundheitsorganisation
z.B.	zum Beispiel

Glossar

Adipositas	Krankhafte Fettleibigkeit. Grundlage für die Berechnungen ist der BMI
BMI	Maß für das Verhältnis von Körpergewicht zu Körpergröße beim Menschen
Homeschooling	Fernunterricht mit digitalen Medien im eigenen Zuhause
Hospitalisierungsrate	Zahl der Krankenhauseinweisungen pro 100.000 Einwohner in einem bestimmten Zeitraum
Hotspot	Ort erhöhter Aktivität, Brennpunkt
Insulinresistenz	Verminderte oder aufgehobene Wirkung von Insulin
Long Covid	Langzeitfolgen einer SARS-CoV-2 Infektion
Pandemie	eine sich weltweit ausbreitende Seuche
Präferenz	Verhältnis von Menschen einer Bevölkerungsgruppe die an einer Krankheit leiden
Prävention	Vorbeugung
relevant	wichtig, bedeutsam
Risikofamilien	Familien, die gleichzeitig mit einer Vielzahl von Problemen zu kämpfen haben. Dazu gehören unter anderem Armut, geringes Bildungsniveau, Arbeitslosigkeit, Beziehungsprobleme und Krankheit
Variabilität	Veränderbarkeit

1.Einleitung

1.1 Anlass und Problemhintergrund

Das Potential des neuartigen SARS-CoV-2-Virus wurde Ende 2019 erkannt und verbreitete sich schnell weltweit. Maßnahmen zur Pandemiebekämpfung grenzen seit März 2020 in Europa das gesellschaftliche Leben in allen Bereichen der Wirtschaft, Bildung und Kultur ein. Gesellschaftliche Veränderungen, die es in diesem Tempo seit dem 2.Weltkrieg nicht mehr gab, gingen damit einher. Ursprüngliches Ziel war es, das Gesundheitssystem und insbesondere die Intensivstationen vor Überlastung zu schützen. Weitreichende Maßnahmen der Kontaktbeschränkung dienten dem Schutz von Risikogruppen.

Trotz europaweit nicht gänzlich überlasteter Gesundheitssysteme, verstarben anfangs hauptsächlich alte und vorerkrankte Menschen an den Folgen einer Covid-19 Infektion. Junge Menschen hingegen zeigten eher geringe bis gar keine Symptome. (vgl. Hunger-Schoppe & Kleve, 2020, S. 265) Diese veränderten sich jedoch im Laufe verschiedener Mutationen stetig. Dennoch ist das gesellschaftliche Leben durch alle Bevölkerungsgruppen erheblich von den Auswirkungen der Pandemie betroffen. Fortwährende Änderung gewohnter Lebensweisen sind eine Herausforderung für die Bevölkerung, die sich immer neuen Regeln des pandemischen Ausnahmezustands anpassen müssen. Bewegungsmangel und ein verändertes Ernährungsverhalten sind zwei von vielen Faktoren, deren Wechselwirkung ein interessantes Thema beinhalten.

1.2 Ziele der Arbeit

Ziel dieser Hausarbeit ist es, herauszufinden wie sich Ernährungs- und Bewegungsverhalten durch die umfangreichen Corona-Einschränkungen verändert haben. Und welche Auswirkungen Maßnahmen, wie der Lockdown auf das Körpergewicht und die Gesundheit der Bevölkerung durch die veränderten Verhaltensweisen haben.

Folgende Punkte sind die Ziele und das Erkenntnisinteresse dieser Arbeit:

- die Studienergebnisse während der Corona-Einschränkungen bezüglich Gewichtszunahme darzulegen

- wie Corona-Einschränkungen chronische Erkrankungen begünstigen und das körperliche und seelische Wohlbefinden beeinflussen

- die Auswirkungen in Lockdown-Zeiten hinsichtlich Bewegungsmangel und Übergewicht zu beschreiben und zu analysieren

Dem Thema wird sich, mit dem Vorgehen der Sekundärforschung, über bereits vorhandene Fachliteratur genähert.

Es wird erwartet, dass sich gemäß den Forschungsergebnissen das körperliche Wohlbefinden des Einzelnen verringert. Außerdem ist damit zu rechnen, dass chronische Erkrankungen wie Adipositas und Diabetes Mellitus Typ 2 und andere Folgeerkrankungen weiter zunehmen.

1.3 Aufbau der Hausarbeit

Zunächst werden im 2. Kapitel einige Definitionen, Zahlen und Fakten, mit ihren unterschiedlichen Auswirkungen und Folgen der Corona Pandemie beleuchtet. Anschließend erfolgt in Kapitel 3, dem Hauptteil, die Untersuchung des veränderten Ernährungs- und Bewegungsverhaltens in Corona-Zeiten mit den damit verbundenen möglichen Folgen. Im Anschluss daran werden in Kapitel 4 die Ergebnisse und eingesetzten Quellen kritisch reflektiert. Die Arbeit schließt in Kapitel 5 mit einem Ausblick sowie einem Fazit im 6 Kapitel.

2. Corona Pandemie

2.1 Begriffsdefinition, Zahlen und Fakten

Erste Nachrichten über eine neuartige Variante des Coronavirus aus einer Provinz in China, erreichten Deutschland im Dezember 2019. Ausgehend vom Wildtiermarkt der Stadt Wuhan verbreiten sich die Viren mit der Bezeichnung Covid-19 trotz eilig eingeleiteter Maßnahmen der chinesischen Regierung rasant über die Stadtgrenzen hinaus in die Welt. (vgl. Rabadán, 2020, S. 67)

Am 24. Januar 2020 werden zwei Infektionen in Frankreich gemeldet, Covid-19 hat Europa erreicht. (vgl. Thurau & Bosen, 2021, S. 1) [Ein erster Hotspot in einer Aprés-Ski Bar im österreichischen Ischgl entsteht und infizierte Winterurlauber verbreiten das Virus in Europa.] Aufgrund der rapiden Zunahme der Fallzahlen weltweit, wird am 11.März 2020 der Ausbruch offiziell von der WHO zu einer Pandemie erklärt. (vgl. Rabadán, 2020, S. 69) Zum jetzigen Stand, Juni 2022, gibt es in Deutschland 26.660.652 bestätigte Covid-19 Fälle, darunter 139.623 Todesfälle. (vgl. WHO, 2022) Weltweit liegt die Zahl der Infizierten bei 530.896.347, darunter 6.301.020 Todesfälle. (vgl. RKI, 2022)

Nach den anfangs verkannten Risiken, sorgte die Nachricht schnell für Angst und Schrecken unter der Bevölkerung. Politiker waren in Sorge, da Auswirkungen der neuartigen Virusvariante auf die Bevölkerung nicht absehbar waren. (vgl. Rabadán, 2020, S.69) Die daraufhin eilig eingeleiteten Maßnahmen und deren Folgen begleiten uns Menschen seit nunmehr zwei Jahren.

Die Familie der Coronaviren ist seit Jahrzehnten bekannt und kann Krankheiten von Erkältungen bis zu schweren Lungenentzündungen auslösen und zum Tod führen. Aufgrund ihrer genetisch hohen Variabilität können diese Viren sowohl Menschen als auch Tiere infizieren. SARS-CoV-2 verwendet zwei spezifische, im menschlichen Organismus enthaltende Enzyme, um in die Wirtszellen zu gelangen. Diese sind vor allem in der Nasenschleimhaut vertreten, deshalb erklärt man sich die ursprüngliche Vermehrung in den oberen Atemwegen. (vgl. Müller, 2021, S. 5) Die größte Übereinstimmung des Genoms wurde in einer infizierten Fledermaus gefunden und vermutlich wurde so der Virus auf den Menschen übertragen. (vgl. Rabadán, 2020, S. 69)

2.2 Maßnahmen

In einer Firma in Bayern wird ein Mitarbeiter mit engem Kontakt zu China positiv auf Covid-19 getestet, das Virus erreicht erstmals Deutschland. Zu diesem Zeitpunkt wird das Virus nach Einschätzung des RKI, zunächst nicht als schwerwiegende Gefahr für die Gesundheit der Bevölkerung in Deutschland eingestuft. (vgl. Bundesministerium für Gesundheit, 2022) Allerdings werden bis zum März 2020 nur unverbindlich Empfehlungen zum Tragen einer Maske unter Einhaltung von

Hygienemaßnahmen wie regelmäßiges Lüften, Desinfektion von Flächen, regelmäßiges Händewaschen und Abstandsregeln ausgesprochen. Infizierte Reiserückkehrer aus Ischgl verbreiten mitten in der Faschingszeit den Virus rasant in Deutschland und Europa.

Nachdem der erste Deutsche an den Folgen des Coronavirus verstarb, tritt Mitte März 2020 der erste Lockdown in Kraft, die Infektion breitet sich in allen Bundesländern aus und drastische Maßnahmen werden verpflichtend, um die Verbreitung einzudämmen.

Zahlreiche Einschränkungen des öffentlichen Lebens werden beschlossen. Fitnessstudios, Sporthallen Restaurants, Bars, Clubs, Kinos, Schulen und Kitas werden geschlossen. Großveranstaltungen werden abgesagt und massive Reisebeschränkungen erlassen. In Krankenhäusern, Alten- und Pflegeheimen gilt ein Besuchsverbot für Angehörige. Homeoffice wird für viele Arbeitnehmer zur Pflicht. Auch das Tragen einer Maske wird Ende April offiziell verpflichtend. Supermärkte und Lieferdienste bleiben uneingeschränkt mit Maskenpflicht zugänglich, während die Wirtschaft fast vollständig stillsteht.

Am 04.Mai 2020 endet der erste Lockdown aufgrund sinkender Infektionszahlen. (vgl. Thurau & Bosen, 2021, S. 1)

Am 16 Juni 2020 wird die Corona-Warn-App der Bundesregierung vorgestellt. Gleichzeitig drängen die Ministerpräsidenten auf zügige Lockerungen. Schrittweise dürfen unter Auflagen öffentliche Räume wieder genutzt werden, auch die Wirtschaft läuft wieder an. (vgl. Thurau & Bosen, 2021, S.2) Aber Proteste gegen die bestehenden Einschränkungen werden immer lauter. Eine Gruppe aus Kreisen der „Querdenker" hält die Einschränkungen für verfassungswidrig. Wiederholtes Eingreifen der Polizei wird erforderlich.

Nach einem ruhigen Sommer baut sich die zweite Welle auf. Die Anzahl der infizierten Personen steigt. Anfang Oktober auf täglich 4000 und erreicht Anfang November rund 20000 Infektionen am Tag. Ein erneuter sogenannter „Lockdown light" beschränkt private Kontakte und viele Branchen müssen erneut schließen. Die Wirtschaft läuft weiter, Schulen und Kitas bleiben unter strengen Hygiene-

und Abstandsregeln geöffnet. (vgl. Kampf, 2021, S.158; vgl. Thurau & Bosen, 2021, S.2)

Im Dezember 2020 beginnt eine europaweite Impfkampagne mit dem Impfstoff von BioNTech Pfizer. (vgl. Thurau & Bosen, 2021, S.3-4) Weitere Impfstoffe verschiedener Hersteller werden zugelassen (Moderna, Janssen, AstraZeneca). Logistische Probleme, Produktionsstockungen und mangelnde Impfbereitschaft der deutschen Bevölkerung verzögern den erwarteten Erfolg.

Eine dritte Welle rollt auf Deutschland zu und der nächste harte Lockdown tritt am 06 Januar 2021 in Kraft. Dieser verfehlt seine Wirkung nicht, die Infektionszahlen sinken und Beschränkungen werden angepasst und teilweise aufgehoben. (vgl. Thurau & Bosen, 2021, S.3-4)

Anfang Juni 2021 sind etwa 50 % der deutschen Bevölkerung mindestens einmal geimpft, Entwarnung kann jedoch nicht gegeben werden, da sich eine weitere Mutation in Deutschland ausbreitet, die erstmals in Indien entdeckte sog. Delta-Variante. (vgl. Bundesgesundheitsministerium für Gesundheit, 2020; vgl. Thurau & Bosen, 2021, S.4)

Am 26. November 2021 folgt die in Südafrika entdeckte Omikron Variante. Diese erweist sich als besonders ansteckend, jedoch bleibt die Hospitalisierungsrate gering, da schwere Verläufe der Krankheit wesentlich seltener auftreten. Die Bevölkerung wird dennoch bis heute dazu aufgerufen Hygienemaßnahmen einzuhalten, sich impfen zu lassen, und sich selbst und die Mitmenschen zu schützen. (vgl. Bundesministerium für Gesundheit, 2020)

Seit April dieses Jahres sind alle Beschränkungen, bis auf die Maskenpflicht im ÖPNV aufgehoben. Es gelten vor allem auf Freiwilligkeit basierende Empfehlungen. Individuelle Regelungen und Maßnahmen von Geschäften, Schulen etc. werden den jeweiligen Institutionen überlassen. Über Befürchtungen einer erneuten Welle wird spekuliert und über mögliche Maßnahmen diskutiert. (vgl. Bundesministerium für Gesundheit, 2020)

2.3 Auswirkungen und Folgen

Weltweit machen sich die Folgen und Auswirkungen von Covid-19 Virus in den verschiedenen Bereichen des Lebens bemerkbar. In diesem Abschnitt werden nur ansatzweise die unterschiedlichen Konsequenzen erläutert und stellen nur einen Teil des gesamten Ausmaßes dar, da dies sonst den Rahmen dieser Hausarbeit sprengen würde.

Covid-19 hat alle Bereiche des öffentlichen Lebens vor eine neue Realität gestellt. Ganze Unternehmensbereiche werden geschlossen. Produktionseinstellungen, Reisebeschränkungen und Versammlungsverbote veränderten den Arbeitsmarkt und gleichen teilweise einem Berufsverbot. Homeoffice, Kurzarbeit, Kündigungen, Besuchsverbote und Kontaktbeschränkungen treffen Familien, Singles, pflegebedürftige, junge und alte Menschen gleichermaßen, wobei die Konsequenzen einzelne Bevölkerungsgruppen mit unterschiedlicher Härte treffen.

Im Frühjahr 2020 waren in ganz Deutschland die Schulen und Kitas geschlossen, seit Anfang 2021 gab es Distanzunterricht und Homeschooling. Dies hat erhebliche Auswirkungen auf die Bildungsgerechtigkeit. Kinder und Jugendliche aus prekären Verhältnissen waren mit den Anforderungen des häuslichen digitalen Fernunterrichts oft überfordert. Zum Lernen fehlten Räumlichkeiten, Mittel und Mangel an Zeit oder Bildung der Eltern im Umgang mit digitalen Medien. Kinder aus gesicherten Verhältnissen waren davon weniger betroffen. (vgl. Anger, 2020)

Aber allen Kindern fehlte der Ausgleich sich mit Freunden zu treffen, um sich bewegen und spielerisch lernen zu können. Der Einfluss auf die seelische Gesundheit wirkt sich verstärkt bei Kindern sog. „Risikofamilien" aus. Aber auch alte und kranke Menschen in Alten- und Pflegeheimen konnten bisweilen gar nicht oder nur unter höchsten Sicherheitsvorkehrungen von ihren Angehörigen besucht werden. Ältere Menschen sind aufgrund meist schwerer Vorerkrankungen in ihrer Körperfunktion und ihren Aktivitäten eingeschränkt. Durch die Quarantänemaßnahmen wird ihre soziale Teilhabe weiter beeinträchtigt und altersbedingte Krankheiten werden verstärkt. (vgl. Matuschek, 2021, S. 16 ff.; vgl. Seidler,

2020) Schließungen von Fitnessstudios, Sporthallen und öffentlichen Plätzen erschweren bei vielen Menschen den gewohnten Umfang körperlicher Betätigung. Die Einschränkungen haben folgenreiche Auswirkungen auf die Gesundheit und werden noch ausführlich erörtert. Darüber hinaus gibt es zahlreiche physische Auswirkungen, die in Anbetracht des Umfangs der Arbeit nicht dargestellt werden können. Beispielhaft dafür sind die Auswirkungen der motorischen und kognitiven Entwicklung von Kindern aufgrund von Bewegungsmangel. Auf andere psychische Störungen wie Essstörungen, Depressionen und Zwangsstörungen kann, wie auch auf genetischen Ursachen und andere Zusammenhänge der Prägung von Ernährungsgewohnheiten, aus diesem Grunde ebenso wenig eingegangen werden. Die Konsequenzen im Bezug zu Ernährung und Gewicht werden im folgenden Kapitel beschrieben.

3. Ernährungsverhalten und Bewegungsmangel in Corona-Zeiten und mögliche Folgen

3.1 Studienergebnisse bezüglich Gewicht und Bewegung

Übergewicht ist eines der größten Gesundheitsprobleme unserer Zeit. Die Folgen krankhaften Übergewichts betreffen Kinder und Erwachsene in gleichem Maße. Einmal gespeichertes Körperfett wieder los zu werden ist schwer. In einer 2019 veröffentlichten Studie der OECD sind in 34 der 36 OECD-Länder mehr als jeder Zweite übergewichtig und jeder Vierte krankhaft adipös. Allein in Deutschland ist jeder vierte Erwachsene adipös, Tendenz steigend. (vgl. OECD ,2019; vgl. Radke, 2022) Aus medizinischer Sicht gelten Personen mit einem BMI größer 25 als übergewichtig und bei einem BMI größer 30 als adipös. (vgl. Radke, 2022)

Im Jahr 2019 lag der durchschnittliche Anteil übergewichtiger bzw. fettleibiger Erwachsener, Kinder und Jugendlicher in Deutschland bei rund 60 Prozent der Bevölkerung. Damit hat sich die Übergewichts- oder Adipositas-Prävalenz im Vergleich zum Jahrtausendwechsel nahezu verdoppelt. Dieses ohnehin schon rasante Wachstum dürfte sich durch die Corona-Pandemie weiter verstärken. (vgl. OECD, 2019; vgl. Radke, 2022)

Das Else Kröner-Fresenius-Zentrum für Ernährungsmedizin (EKFZ) ging gemeinsam mit dem Meinungsforschungsinstitut Forsa an der Technischen Universität München (TUM) der Frage nach, wie die Corona-Pandemie das Ernährungs- und Bewegungsverhalten von Erwachsenen und sich damit auch ihr Gewicht verändert hat. Der Schwerpunkt liegt dabei auf die vorbelasteten Menschen, die schon vor der Pandemie mit Übergewicht zu kämpfen hatten.

Das Ergebnis dieser Umfrage ergab, dass überdurchschnittlich häufig die 33- bis 44- jährigen (48 %) angaben, seit Beginn der Corona-Pandemie zugenommen zu haben. Die Mehrheit der Befragten (53 %) hatten bereits zuvor ein Gewichtsproblem. Diese Analyse basiert auf der online Befragung im April 2021 von 1.001 Erwachsenen im Alter zwischen 18 und 70 Jahren im Rahmen eines systematischen Zufallsverfahrens. Im Zuge eines Expertengespräches nahmen Hans Hauner, Professor für Ernährungsmedizin an der TUM, und Renate Oberhoffer-Fritz, Professorin für Präventive Pädiatrie an der TUM, zu den Daten Stellung. (vgl. Baumeister, 2021)

„Im Gegenzug gilt Adipositas als Treiber der Covid-19-Pandemie, denn mit dem BMI steigt auch das Risiko, schwer an Corona zu erkranken. So entsteht ein Teufelskreis aus dem Zusammenspiel von Corona und Adipositas", erklärt Prof. Hauner. (zitiert in Baumeister, 2021)

Unabhängig von Covid-19 kostet Übergewicht in Deutschland jährlich etwa 80.000 bis 100.000 Menschen das Leben. „Der Kollateralschaden durch die Fokussierung auf Corona ist daher im Bereich der vielen lebensstilbedingten Krankheiten enorm", meint Prof. Hauner. (zitiert in Baumeister, 2021)

Die Mehrheit (über 60 Prozent) der Befragten gibt allerdings an, ihr Ernährungsverhalten seit Beginn der Pandemie nicht grundlegend verändert zu haben. Vergleichsweise häufig wird mehr Zeit zum Essen (33 Prozent) und Essen aus Langeweile (28 Prozent) genannt. Dabei handelt es sich überwiegend um ungünstige Lebensmittel wie Süßigkeiten, Fastfood oder zuckerhaltige Getränke. Dieses Verhalten ist vor allem bei Menschen zu finden, die sich durch die Pandemie psychisch belastet fühlen. (vgl. Baumeister, 2021)

52 Prozent der Befragten bewegen sich seit Beginn der Corona-Krise weniger als vorher. Je höher der BMI, desto weniger bewegt sich ein Großteil der Studienteilnehmer (60 Prozent). Als Gründe für den Bewegungsrückgang nennen sie weniger Bewegung im Alltag (54 Prozent) und fehlende Räumlichkeiten für Einzel- oder Gruppensport (53 Prozent) aufgrund geschlossener Turnhallen oder Fitnessstudios. (vgl. Baumeister, 2021)

Ein weiterer Grund für Kinder und Jugendliche die häusliche Umgebung immer weniger zu verlassen sind digitale Medien, die neben Lerninhalten auch die körperliche Inaktivität forcieren. Die Corona-Pandemie verschärft diese Situation noch durch das Homeschooling. Die von der Werbung angepriesenen meist ungesund verarbeiteten Lebensmittel, Fertiggerichte und zuckerhaltigen Getränke füllen die Kühlschränke, sind stets griffbereit und auch bei begrenzten Bewegungsmöglichkeiten schnell verfügbar. Dies wirkt sich verstärkt negativ, hauptsächlich bei sozial benachteiligten Familien, in der Pandemie aus. (vgl. rbb24, 2021; vgl. Seltmann, 2021, S. 1 f; vgl. Baumeister)

Während in der Pandemie Restaurants geschlossen werden, bieten Pizzadienste und Fastfood-Ketten eine schon lange funktionierende Drive-In und Lieferservice Struktur an. Nur ein Teil der Gastronomie beginnt in der Pandemie auch dieses Modell umzusetzen. Wanderungen und Ausflüge enden nicht mehr in Lokalen und Biergärten, sondern vor abgesperrten Sitzbänken an beliebten Ausflugszielen. Bewegung und Aktivität im öffentlichen Raum wird weitgehend unattraktiv. Damit fehlt in dem schon zuvor beschränkten Rahmen, zusätzlich der Anreiz, körperlich aktiv zu werden.

Eine Studie der KKH untersuchte die Auswirkungen bei Kindern und Jugendlichen im Alter von 3 bis 17 Jahren. Demnach nimmt die Anzahl extrem übergewichtiger Kinder und Jugendlicher erschreckend zu. So gab es bundesweit bei den 6- bis 18.jährigen von 2010 auf 2020 eine Steigerung von 27 Prozent. Gründe hierfür sind eine falsche zu fettreiche, kalorienreiche und zuckerhaltige Ernährung. (vgl. KKH Pressestelle, 2021)

In der folgenden Grafik wird der Anstieg von Adipositas bei Jungen und Mädchen bis 18 Jahre im Zeitraum 2010 bis 2020 dargestellt.

Anmerkung der Redaktion: Die Abbildung wurde aus urheberrechtlichen Gründen entfernt.

Abbildung 1: Adipositas bei Mädchen und Jungen bis 18 Jahre von 2021 bis 2020
Quelle: KKH Pressemitteilung 2020

Es wird deutlich, dass ein signifikanter Anstieg der Gewichtszunahme bei Jungen und Mädchen auszumachen ist.

3.2 Folgen auf das Körpergewicht und die physische Gesundheit

In den folgenden beiden Abschnitten geht es ausdrücklich um gesundheitliche Folgen der Corona bedingten Einschränkungen, mit dem Fokus auf ein verändertes Ernährungsverhalten in Verbindung mit Bewegungsmangel aufgrund reduzierter Bewegungsmöglichkeiten.

Der Trend zu starkem Übergewicht mit schwerwiegenden Folgen zeigt sich immer früher schon im Kindesalter, wie mehrere Studien belegen. (vgl. äin-red., 2022; vgl. Naidoo, 2019, S. 103; vgl. Pigeot, 2020; vgl. diabetologie-online, 2020) Fettleibigkeit steigert die Insulinresistenz und erhöht den Insulinspiegel. Dies führt zu einer verminderten Ausscheidung von Natrium und Wasser und ist damit die grundlegende Voraussetzung für eine Hypertonie. Deswegen steigt das Risiko chronischer Erkrankungen wie z.B. Diabetes, koronare Herzerkrankungen, Herzinfarkt, Schlaganfall. (vgl. äin-red., 2022; vgl. Pigeot, 2020) Bei Kindern steigt das Risiko, früh an Krankheiten wie Diabetes Typ 2, Herzinfarkt, Schlaganfall oder Krebs zu erkranken, welche die Lebenserwartung deutlich senken kann. Sogenannte altersbedingte Krankheiten wie Bluthochdruck, Arteriosklerose, Gicht oder auch Fettstoffwechselstörungen treten immer früher auf. Dazu werden immer mehr Kinder und Jugendliche wegen Rückenproblemen und motorischen Entwicklungsstörungen behandelt, die ursächlich auf Bewegungsmangel zurückzuführen sind. Der gesamte Stütz- und Bewegungsapparat wird überbeansprucht. Wegen der mechanischen Überbelastung finden sich häufig pathologische Veränderungen der Gelenkknorpel von Knie- und Hüftgelenken. Es können sich außerdem Senk- und Spreizfüße, sowie X- oder O- Beine entwickeln. Gangstörungen verstärken diese orthopädischen Erkrankungen bis hin zum Lendenwirbelsyndrom. (vgl. äin-red., 2022; vgl. Ravens-Sieberer, 2022) Dies hat für

Menschen deren Knochensystem sich noch im Aufbau befindet besonders schwere Folgen. Die Entwicklung wird unwiderruflich gestört und ist therapeutisch nur schwer zu behandeln.

Weitere Folgeerkrankungen, sind hormonelle Veränderungen, wie z.B. höhere Testosteronwerte, die bei Mädchen und Frauen zur Unfruchtbarkeit führen können. (vgl. äin-red., 2022) Starkes Übergewicht hat demnach folgenschwere Auswirkungen auf das ganze Organsystem.

Aktuelle Studien zeigen, dass krankhaft übergewichtige Menschen auch ein signifikant erhöhtes Risiko für einen schwereren Verlauf der Covid-19 Erkrankung haben. Es ist zu bedenken, dass manche Maßnahmen der Pandemiebekämpfung Übergewicht und damit die Gefahr einer schweren Erkrankung fördern. (vgl. Ärztezeitung, 2021; vgl. Kattwinkel, 2020) Folgeerkrankungen die aus Übergewicht resultieren sind in diesen Maßnahmen zu berücksichtigen.

Mit Bewegung werden Risikofaktoren wie Übergewicht verringert und schützen möglicherweise auch vor schweren Covid-19 Verläufen. (vgl. Ärztezeitung, 2021; vgl. Kattwinkel, 2020)

3.3 Folgen auf das physische Wohlbefinden

Übergewicht ist keinesfalls nur ein kosmetisches Problem. Betroffene Kinder und Jugendliche haben eine erheblich geminderte Lebensqualität. Geprägt durch das äußere Erscheinungsbild und die daraus resultierende Diskriminierung führt der Leidensdruck schließlich zu einem gestörten Selbstbild und einem niedrigen Selbstwertgefühl, welches oft einen sozialen Rückzug zur Folge hat. (vgl. Wilke, 2021) [Das hohe Gewicht bedarf besonders großer Anstrengung für jegliche Form von Bewegung. Erkennbare Atemprobleme und starke Schweißausbrüche lassen sich nicht verbergen.] Hänseleien, Mobbing und Ausgrenzung gefährden die seelische Gesundheit. Angststörungen und/oder Depressionen können folgen und zu verstärkten Essattacken führen. (vgl. Seidler, 2020) Mit zunehmender Körpermasse nimmt die Beweglichkeit ab, bis Bewegung generell gemieden wird. Die körperliche Fitness nimmt weiter ab, dies gilt für Kinder, Jugendliche und Erwachsene gleichermaßen. Der Teufelskreis indem sie sich befinden ist gerade in pandemischen Zeiten besonders schwer zu durchbrechen. Aufgrund der Kontaktbeschränkungen fehlt umso mehr die Motivation von außen. Zudem steigt das Risiko psychischer Beschwerden wie Depressionen und Angststörungen, die auf das Gemüt gehen.

In einer Studie der Goethe Universität Frankfurt unter der Leitung von Dr. Jan Wilke hatte ein Team in der Zeit von April bis Mai 2020 das mentale Wohlbefinden während der Pandemie-Einschränkungen erfragt. 73 Prozent der Studienteilnehmer*innen gaben an, dass es sich verschlechtert habe. Der Wohlbefindlichkeits-Index der WHO, der Stimmung, Entspannung, Aktivität, Ausgeruhtheit und Interesse misst, sank durchschnittlich während der ersten Lockdown-Phase von 68 Prozent gefühlter Lebensqualität vor der Pandemie auf 52 Prozent. Die Menschen empfanden sich vor allem weniger aktiv und energiegeladen und führten ein weniger mit interessanten Dingen gefülltes Leben. Anzeichen wie gedrückte, depressive Stimmung, Interessenverlust, Freudlosigkeit, Antriebsmangel und Ermüdbarkeit, die auf eine Depression hinweisen, verdreifachten sich von 15 auf 45 Prozent. Diese Effekte waren stärker bei Frauen und jüngeren Menschen zu erkennen, heißt es in der Studie. (vgl. Bujard, et al, 2021, S. 1 ff.; vgl. Wilke, 2021)

4. Kritische Reflexion

4.1 Reflexion der Quellen

Nur einige Internetquellen, Artikel, Zeitschriften und wenige Bücher, setzen sich mit den Auswirkungen der Pandemie auf Ernährung und Bewegungsmangel mit den weitreichenden persönlichen Einschränkungen auseinander. Da es sich hier um ein sehr aktuelles Thema handelt, werden diese jedoch nicht immer den Anforderungen einer wissenschaftlichen Arbeit gerecht, da diese derzeit nur im beschränkten Umfang vorhanden sind. Es ist davon auszugehen, dass zukünftig mehr Publikationen erscheinen die sich mit den Folgeschäden auseinandersetzen. Weitere Forschungsergebnisse auf dem Gesundheitssektor mit Bezug auf Ernährung und Bewegung werden erwartet und stetig aktualisiert.

4.2 Reflexion der Ergebnisse

Inzwischen liegen weitere Ergebnisse aus repräsentativen Studien zu den Zusammenhängen von Corona und Übergewicht aus verschiedenen Ländern vor. Diese kommen zu teilweise widersprüchlichen Ergebnissen. Einerseits kommen manche Studien zu dem Schluss, der Lockdown habe ungesundes und undiszipliniertes Essverhalten gefördert, während andere einen Trend zu bewussteren und gesünderen Umgang mit Lebensmitteln feststellen. Hier wird das Essverhalten als eher positiv bewertet, da mehr Zeit für die Auswahl gesunder Lebensmittel und die Zubereitung von Mahlzeiten verwendet wird. (vgl. Baumeister, 2021; vgl. Ganz, 2021)

Philipp Gerber, klinischer Leiter des Adipositas-Zentrums am Universitätsspitals Zürich und Arzt an der Klinik für Endokrinologie, Diabetologie und Klinische Ernährung, der sich intensiv mit dem Thema beschäftigt hat, sagt:" Die Resultate sind nicht zwingend ein Widerspruch. Menschen reagieren sehr individuell auf Ausnahmesituationen was das Essverhalten angeht. Wer sich vorher schon bewusst ernährt hat, ernährt sich jetzt noch bewusster. Wer in puncto Essen schon vorher Probleme hatte, hat jetzt noch mehr Schwierigkeiten." (zitiert in Ganz, 2021) Adipositas beginnt mit den Genen und endet mit den Essgewohnheiten. Menschen gehen unterschiedlich mit Stresssituationen um, viele belohnen sich z.B. mit Snacks. In Stresssituationen nimmt das Bedürfnis nach Selbstbelohnung zu und tatsächlich hat Corona vermehrt Anspannung und Angst erzeugt. Existenzängste oder die Ungewissheit mit dem weiteren Verlauf der Pandemie sorgt bei Einigen für eine erschwerte Familiensituation. Der Mangel an Kontakten und Bewegung wirken belastend und erhöhen den Stress. (vgl. Ganz, 2021) „Für mich sind Übergewicht und Corona gewissermaßen zwei Pandemien, die sich gegenseitig hochschaukeln", meint Philipp Gerber. (zitiert in Ganz, 2021)

Aufgrund des begrenzten Umfangs der Arbeit ist es nicht möglich alle relevanten Aspekte zu bearbeiten. Die Arbeit stellt somit keine vollständige Beschreibung der politischen Maßnahmen hinsichtlich des Lockdowns im Zusammenhang zu den gesundheitlichen Folgen auf das Körpergewicht und den Bewegungsmangel dar.

5. Ausblick

Die Entwicklung von Impfstoffen und Medikamenten wird weiterhin vorangetrieben. Die Zusammenhänge zwischen der Covid-19 Pandemie und der Gesundheit bzw. dem Ernährungs- und Bewegungsverhalten müssen verstanden werden, um mit gezielten Präventionsangeboten gegenzusteuern. Weiterhin offen ist die künftige Entwicklung der Pandemie und damit verbundene Maßnahmen zur Eindämmung, die den Alltag wieder einschränken werden.

Unter anderem wird darüber diskutiert, ob Nebenwirkungen der Pandemiebekämpfung möglicherweise größere Folgeschäden für die Gesellschaft haben als die Krankheit an sich. (vgl. Landeszentrale für politische Bildung, 2022) Das bedeutet auch, dass sich die gesundheitlichen Auswirkungen der Pandemie in steigenden Gesundheitskosten äußern könnte.

Vor allem in Anbetracht der kürzlich in Portugal aufgetretenen Subvarianten des Omikron Virus BA 4 und BA.5 (vgl. Braun, 2022) hält Bundesgesundheitsminister Karl Lauterbach diese für „ansteckender und gefährlicher" aber zeigt sich im ZDF heute- Journal dennoch zuversichtlich, dass „wir allen einen guten Impfstoff anbieten können". „Die Vorbereitungen laufen auf Hochtouren", sagt Lauterbach. Es seien unter anderem Impfstoffe bestellt worden, die gegen unterschiedliche Varianten wirken und die Impfzentren würden weiter finanziert. (vgl. ZDF Nachrichten, 2022) Außerdem sprach sich Karl Lauterbach dafür aus, den Schulsport zu fördern und fordert Maßnahmen für mehr Bewegung bei Kindern und Jugendlichen, um die physischen Folgen in der Krisensituation abzufangen. Der Bewegungsmangel habe gefährliche Nebenwirkungen auf die Entwicklung von Kindern und Jugendlichen. (vgl. Deutschlandfunk, 2022)

6. Fazit

Zusammenfassend kann man sagen, dass die Gesundheit und Lebensqualität der Bevölkerung durch viele verschiedene Faktoren beeinflusst wird. Übergewicht hat viele Ursachen und ist ein Problem unserer Zeit. Dies ist auch im Zusammenhang mit Covid-19 zu berücksichtigen. da in der Pandemie lediglich spezifische Aspekte hinzukommen.

In Bezug auf die Gefährdung durch eine Covid-19 Erkrankung gibt es große individuelle Unterschiede. Es gibt Personengruppen, die für negative somatische, psychische und physische Folgen besonders anfällig sind. Diese besonders gefährdeten Gruppen bedürfen eines besonderen Schutzes und besonderer Prävention. Ein erhöhter Bedarf von Hilfsangeboten durch Information, Aufklärung zu Beratungs- und Behandlungsmöglichkeiten ist in der Pandemie notwendig. Hier ist es gesundheitspolitisch dringend erforderlich, dass alle Beteiligten bei der Bereitstellung von Hilfsangeboten engagiert zusammenarbeiten und sich mehr mit den physischen und psychischen Folgen auseinandersetzen. Es wäre angemessen, Versorgungszentren zu erweitern und gezielte Unterstützungsangebote zur Verfügung zu stellen.

Wechselwirkung von Essverhalten, Bewegung und Gewicht stehen in engem Zusammenhang. Dieser Sachverhalt ist bekannt und soll in verschiedenen Wissenschaftsgebieten im Umgang mit Pandemiemaßnahmen für künftige Regelungen berücksichtigt werden.

Dennoch waren die Maßnahmen zur Eindämmung der Pandemie zum Teil wirksame präventive Strategien und größtenteils notwendig.

Allerdings entstanden neben den psychischen und physischen Folgeerscheinungen auch ganz konkrete menschliche, moralische und ethische Konflikte, die thematisch in den Hintergrund gerieten. Hinsichtlich der Pandemiebekämpfung besteht Verbesserungspotential, welches vorausschauender durchdacht werden sollte. Dies bedeutet auch, dass die Vorgehensweise mit aller Konsequenz hinterfragt werden sollte, um die daraus resultierenden Folgen zu mindern. Die aktuellen Erkenntnisse lassen in Zukunft auf wesentlich ausgewogenere Maßnahmen zur Pandemiebekämpfung hoffen.

Literaturverzeichnis

äin-red. (2022). Kinder- &Jugendärzte im Netz. In. https://www.kinderaerzte-im-netz.de/krankheiten/uebergewicht-fettsuchtadipositas/auswirkungen/ (Abgerufen am 24. 05 2022, um 16:35 Uhr).

Ärztezeitung, (2020). Menschen mit Adipositas sollten zügig Corona Impfstoff erhalten. In: https://www.aerztezeitung.de/Politik/Menschen-mit-Adipositas-sollten-zuegig-corona-Impfstoff-erhalten-413553.html?bPrint=true (Abgerufen am 31. 05 2022).

Anger Christina, P. A. (2020). Institut der deutschen Wirtschaft. Homeschooling und Bildungsgerechtigkeit. In: https://www.iwkoeln.de/studien/christina-anger-axel-pluennecke-homeschooling-und-bildungsgerechtigkeit-464716.html (Abgerufen am 24. 05 2022, um 13:15 Uhr).

Baumeister, K. (2021). Technische Universität München. "Corona befeuert eine andere Pandemie". In: https://www.tum.de/die-tum/aktuelles/pressemitteilungen/details/36713 (Abgerufen am 26. 05 2022, um 17:46 Uhr).

Braun, A. (2022). SWR Wissen. In: https://www.swr.de/wissen/corona-pandemie-omikron-subvariante-ba5-wie-gefaehrlich-100.html (Abgerufen am 21.06.2022, um 14:25 Uhr).

Bujard, M. (2021). Bundesinstitut für Bevölkerungsforschung. Belastungen von Kindern, Jugendlichen und Erwachsenen in der Corona-Pandemie. doi:10.12765/bro-2021-02.

Bundesministerium für Gesundheit. (2022). Chronik der bisherigen Maßnahmen. In: https://www.bundesgesundheitsministerium.de/coronavirus/chronik-coronavirus.html (Abgerufen am 17. 05 2022, um 20:38 Uhr).

diabetologie-online. (2020). Diabeteszahlen steigen: Corona Pandemie fördert Bewegungsmangel und Übergewicht. In: https://www.diabetologie-online.de/a/diabeteszahlen-steigen-corona-pandemie-foerdert-bewegungsmangel-und-uebergewicht-2274970 (Abgerufen am 24. 05 2022, um 15:40 Uhr).

Deutschlandfunk, (2022). Deutschlandfunk, dpa. In: https://www.deutschlandfunk.de/sport-aktuell-lauterbach-schulsport-100.html (Abgerufen am 06. 06 2022, um 15:36 Uhr).

Ganz, M. T. (2021). Universität Zürich. Das Virus isst mit. In: https://www.news.uzh.ch/de/articles/2021/pandemie-gewicht.html (Abgerufen am 27. 05 2022, um 15:39 Uhr).

Hunger-Schoppe C. & Kleve, H. (2020). Covid-19 - Eine systemische Krise in der Konfrontation der Perspektiven. Familiendynamik - Systemische Praxis und Forschung, 4, S. 265. doi:10.21706/fd-45-4.

lpB. (022). Landeszentrale für politische Bildung. Wie verändert Corona unsere Gesellschaft? In: https://www.lpb-bw.de/gesellschaft-und-corona (Abgerufen am 13.06.2022, um 12:55 Uhr).

Thurau, J.,Bose R., (2021). Chronologie: Ausbreitung des Coronavirus in Deutschland. In: DW Made for minds.: https://www.dw.com/de/chronologie-ausbreitung-des-coronavirus-in-deutschland/a-58003172 (Abgerufen am 19. 05 2022, um 17:58 Uhr).

Kampf, G. (2021). Corona-Maßnahmen, Nutzen, Risiko und Folgen. Hamburg: tredition Verlag.

Kattwinkel, T. (2020). Zeit Online. Warum adipöse Menschen schwerer an Covid-19 erkranken. In: https://www.zeit.de/wissen/gesundheit/2020-08/uebergewicht-covid-19-verlaeufe-einfluss/komplettansicht (Abgerufen am 27. 05 2022, um 18:29 Uhr).

KKH. (2021). Corona-Stubenhocker & Co.: Immer mehr übergewichtige Kinder. In: KKH: kkh.de/presse/pressemitteilungen/adipositas (Abgerufen am 30. 05 2022, um 19:04 Uhr).

Matuschek, K. (2021). SKV direct. (Reha 60, Hrsg.) Wie sich die Pandemie auf die physische und psychische Gesundheit älterer Menschen auswirkt. In: https://www.skvdirect.de/ergotherapie-und-rehabilitation/fachartikel/jahrgang/2021/ausgabe-12/ (Abgerufen am 23. 05 2022, um 13:50 Uhr).

Müller, M. J. (2021). Psychische Erkrankungen - und die Auswirkungen einer Pandemie. (M. Berger, Hrsg.) München: Urban & Fischer, Elsevier.

Naidoo J., Wills J., (2019). Lehrbuch für Gesundheitsförderung (Bd. 3. Auflage). (BZgA, Hrsg., & C. Günther, Übers.) Bern: Hogrefe.

OECD. (2019). Weniger Übergewicht stärkt Wirtschaft und Gesellschaft. In: https://www.oecd.org/berlin/presse/weniger-uebergewicht-staerkt-wirtschaft-und-gesellschaft-10102019.html (Abgerufen am 21. 05 2022, um 21:00 Uhr).

Pigeot, C. D. (2020). Springer Medizin. Adipositas bei Kindern und Jugendlichen. In: https://www.springermedizin.de/emedpedia/paediatrische-endokrinologie-und-diabetologie/diagnostik-der-adipositas-bei-kindern-und-jugendlichen?epediaDoi=10.1007%2F978-3-662-52794-8_22&q=diagnostik%20der%20adipositas%20bei%20kindern%20und%20jugendlichen (Abgerufen am 24. 05 2022, um 14:00 Uhr).

Rabadán, R. (2020). Das Coronavirus verstehen.(Vogel S., Übers.) New York, USA: Springer.

Radke, R. (2022). Statista. Übergewicht und Fettleibigkeit nach Ländern weltweit. In: https://de.statista.com/statistik/daten/studie/1078445/umfrage/anteil-uebergewichtiger-erwachsene-in-ausgewaehlten-oecd-laendern/ (Abgerufen am 22. 05 2022, um 16:38 Uhr).

Ravens-Sieberer U. (2022). UKE Hamburg. Child Public Health-COSPY-Studie-UKE. In: Universitätsklinikum Hamburg: https://www.uke.de/klinikeninstitute/kliniken/kinder-und-jugendpsychiatrie-psychotherapie-und-psychosomatik/forschung/arbeitsgruppen/child-public-health/forschung/copsy-studie.html (Abgerufen am 27. 05 2022, um 14:52 Uhr).

rbb24. (2021). rbb24, Corona-Pandemie führt bei vielen Menschen zu Gewichtszunahme. In: https://www.rbb24.de/panorama/thema/corona/beitraege/2021/03/gewicht-zunahme-abnahme-corona.html (Abgerufen am 05. 06 2022, um 14:33 Uhr).

Robert-Koch-Institut. (2022). Robert-Koch-Institut. Covid-19: Fallzahlen in Deutschland und weltweit. In: https://www.rki.de/DE/Content/InfAZ/N/Neuartiges_Coronavirus/Fallzahlen.html (Abgerufen am 09. 06 2022, um 16:03Uhr).

Seidler Andreas, et al. (2020). Public Health. Soziale Isolation als Sterberisiko für ältere Menschen. In: https://www.public-health-covid19.de/images/2020/Ergebnisse/2020_05_18_fact_sheet_soziale-isolation-als-mortalita__tsrisiko_1.pdf (Abgerufen am 21. 05 2022, um 18:36 Uhr).

Seltmann, S. (2021). IDW. (Berlin Institute of Health, Herausgeber), Risiko für Gewichtszunahme bei jungen Erwachsenen besonders hoch. doi:10.1016/S2213-8587(21)00207-2.

Worl-Healt-Organisation. (2022). WHO Coronavirus (Covid-19) Dashboard. In: https://covid19.who.int/(Abgerufen am 09. 06 2022, um 16:00 Uhr).

Wilke, J. (2021). Goethe Universität, Frankfurt am Main. In: UniReport online: https://aktuelles.uni-frankfurt.de/forschung/studie-bewegung-und-wohlbefinden-sinken-weltweit-durch-corona-einschraenkungen/ (Abgerufen am 22. 05 2022, um 13:48 Uhr).

ZDF (2022). ZDF, kna,dpa, APF. In: https://www.zdf.de/nachrichten/politik/corona-scholz-mpk-schulschliessung-ukraine-krieg-100.html (Abgerufen am 30.05.2022, um 13:46 Uhr).

Bildquellen

KKH. (2021). KKH Kaufmännische Krankenkasse. In: https://www.kkh.de/content/dam/kkh/presse/bilder-grafiken/erkrankungen/Adipositas%20bei%20Kindern%202010%20auf%20202 0.jpg (Abgerufen am 31. 05 2022)

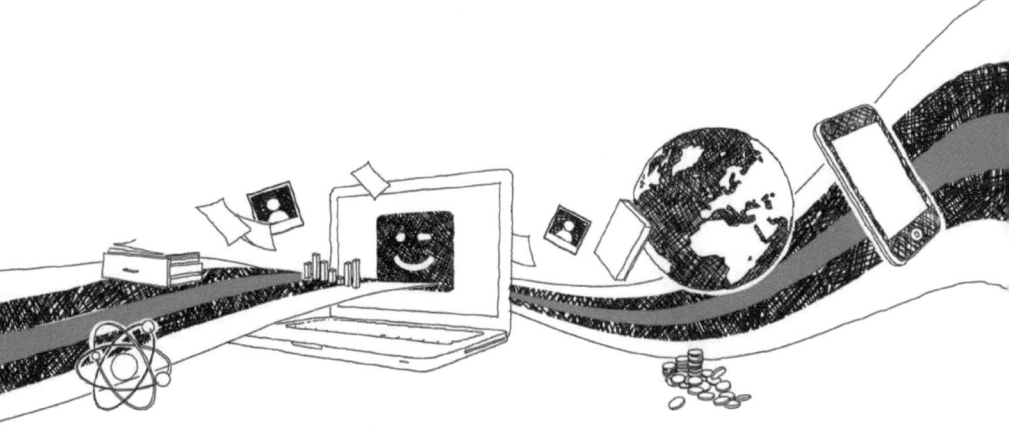
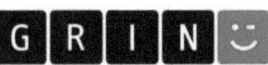